II

COMPTE RENDU

DE LA CLINIQUE

DES

MALADIES DES YEUX

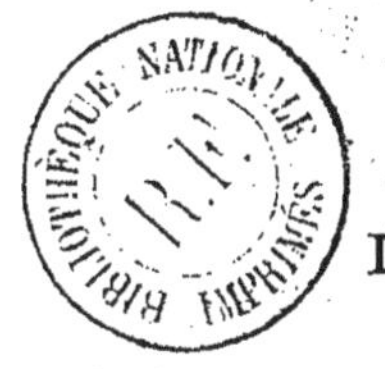

DU

Dr LANDOLT

Présenté aux membres de la Caisse de secours

1892-1893

COULOMMIERS

IMPRIMERIE PAUL BRODARD

1894

COMPTE RENDU

DE LA CLINIQUE

DES

MALADIES DES YEUX

DU

Dr LANDOLT

Présenté aux membres de la Caisse de secours

1892 - 1893

Ce second compte rendu que nous avons l'honneur de présenter aux souscripteurs de la caisse de secours de notre clinique va jusqu'à la fin de l'année 1893. Il comprend 18 mois. La caisse de secours ayant été instituée en juillet 1891, le premier compte rendu annuel a été publié au mois de juillet 1892 et la deuxième année d'exercice finit au mois de juillet dernier. Mais le Comité a décidé que le deuxième semestre 1893 serait joint à ce compte rendu, de sorte qu'à l'avenir chaque exercice commençât le 1er janvier pour finir le 31 décembre : et cela afin d'éviter tout malentendu dans la perception des cotisations.

Pour cette année, les relevés de compte porteront donc sur 18 mois, pour reprendre, à partir du 1er janvier 1894, leur cours normal de 12 mois d'exercice.

Le comité a décidé en outre de joindre au compte rendu les noms des membres adhérents et des donateurs de l'œuvre avec les sommes qu'ils ont bien voulu lui consacrer. On trouvera cette liste p. 19 de la présente brochure.

Le nombre des dames du comité s'est accru de deux membres nouveaux, Mme Vianelli et Mme Serre, qui veulent bien nous prêter le précieux concours de leurs excellents conseils et de leur généreuse activité.

Le relevé de nos comptes démontre que les recettes de ces derniers 18 mois ont été de :

Cotisations	2,030 fr. »	
Dons.................	1,310 fr. 35	5,379 fr. 20
Solde de 1891-1892....	2,038 fr. 85	

Les dépenses de :

Pensions des malades..	2,495 fr. »	
Matériel	1,282 fr. 70	
Médicaments	415 fr. »	4,471 fr. 20
Bons de pain, etc......	20 fr. »	
Lunettes	65 fr. »	
Étrennes au personnel.	193 fr. 50	
Solde porté à 1894....................		908 fr. »

Ce budget, quoique encore bien modeste à côté des charges que comporte la clinique, nous a néanmoins été d'un précieux concours et nous ne saurions assez remercier nos bienveillants donateurs.

Cet argent nous a, en effet, mis d'abord à même de pourvoir d'objets de pansement suffisants les indigents qui viennent à la consultation. C'est là un point d'une importance considérable : le pansement proprement fait et souvent renouvelé est, dans la plupart des cas, la condition essentielle pour le rétablissement rapide de l'organe malade. Dans les affections des yeux il ne suffit pas d'avoir une guérison, il faut encore qu'elle soit prompte, autrement la maladie laisse des traces qui compromettent à jamais la vision.

A quelques malades nécessiteux, auxquels le travail était devenu impossible faute de pouvoir trouver les verres spéciaux, correcteurs de leur défaut optique, nous avons pu procurer les lunettes nécessaires et les rendre ainsi capables de reprendre leurs occupations quotidiennes.

De plus, nous avons gardé, opéré et soigné à la clinique, bien des malheureux qui n'auraient pas pu être traités chez eux.

Les personnes soignées ainsi grâce à la caisse de secours sont au nombre de 52. Les affections que présentent la majorité de ces malades sont, comme on peut s'en apercevoir en parcourant le registre d'inscription :

1° Des *cataractes* qui ont donné lieu à trois sortes d'intervention : à des iridectomies préparatoires (6), à des extractions (11), enfin à des discissions (3). Le résultat de ces opérations a toujours été heureux.

2° Des cas de *strabisme*. 7 malades présentaient cette affection, 5 à l'état de strabisme convergent, 2 à l'état de strabisme divergent. Tous ont été opérés avec succès et, pour assurer la durée de cette guérison, il leur a suffi de pratiquer régulièrement les exercices stéréoscopiques que nous recommandons toujours dans ces cas.

3° Des cas de *glaucome*. 4 malades, sous l'influence de cette dangereuse affection, ont subi une iridectomie ou une sclérotomie, opération qui les a guéris ou qui a au moins amélioré leur état.

Outre ces trois maladies prépondérantes, nous citerons 3 cas d'iridectomie optique, ou pupille artificielle, opération qui a amélioré considérablement la vision de personnes atteintes de vastes taies de la cornée.

3 cas d'*iridectomie* pour iritis avec adhérences multiples de la pupille.

4 cas de *péridectomie* pour kératite intense, liée ordinairement à des granulations de la conjonctive.

2 cas d'*autoplastie*, sur lesquels nous nous étendrons plus longuement dans la suite de cette publication.

1 cas d'*exentération de l'orbite* que nous avons été forcé de faire chez une enfant atteinte d'une

tumeur sarcomateuse, située derrière le globe de l'œil.

Enfin 8 malades sont restés *en traitement* à la clinique sans y subir d'opération. Ces derniers étaient dans l'impossibilité de recevoir chez eux les soins multiples que nécessitait l'état de leurs yeux. Ils étaient atteints soit d'affections graves du fond de l'œil, soit de conjonctivite purulente, soit d'ulcères profonds et étendus de la cornée.

Le mobilier de la clinique s'est augmenté d'objets divers dus à la générosité notamment de Mmes Grand d'Hauteville, Decoppet et P. Naville.

L'arbre de Noël a été remplacé cette année encore par une distribution de cadeaux, les uns utiles, les autres amusants, faite aux enfants soignés à la clinique. Grâce aux dons de Mmes P. Calmann Lévy, Bardac, Decoppet, Escalier, Fuld, Grand d'Hauteville, P. Naville, Poynter, Secrétan, auxquelles nous adressons ici l'expression de toute notre reconnaissance, cette distribution a fait plaisir aux enfants et les a aidés à oublier leurs souffrances. Elle a d'autre part permis de les munir de quelques objets de première nécessité, que leur utilité fait toujours hautement apprécier.

Qu'il nous soit permis de joindre à ce relevé des comptes de la caisse de secours quelques mots sur le mouvement de la clinique en général. Avec 1894, elle entre dans sa 19ᵉ année; 49,559 malades y ont été soignés depuis sa fondation, 3,011 pendant l'année dernière, 388 grandes opérations ont été pratiquées en 1893.

Les méthodes opératoires de pansement, d'antisepsie et d'asepsie sont encore les mêmes que nous avons exposées dans notre dernier compte rendu. Elles ont continué à nous donner les résultats les plus satisfaisants.

Le principe qui nous guide dans toute opération chirurgicale est celui de la plus grande prudence. Il résulte directement de cette règle que nous avons de tout temps recommandée à nos élèves : « Avant de procéder à une opération, demandez-vous toujours si, dans le même cas, vous voudriez qu'on vous la fît à vous-même. »

En thérapeutique, nous ne négligeons jamais les soins généraux qui doivent accompagner le traitement local, et en fait de soins généraux, nous reconnaissons, à peu d'exceptions près, une efficacité bien plus grande à l'hygiène pour ne mettre les médicaments qu'au second plan. Mais, hélas! pour les pauvres comme pour les riches, nous nous heurtons contre une puissance infiniment plus forte que la raison, plus forte même que l'instinct de conservation, c'est l'*habitude*. Tel malade prendrait volontiers les drogues les plus répugnantes et les plus inutiles plutôt que de renoncer au tabac et à l'alcool qui lui feront perdre la vue irrémédiablement. Il faut dans des cas pareils, malheureusement trop fréquents, une grande patience et un esprit vraiment inventif pour diriger le malade vers une vie régulière, rationnelle et hygiénique.

Les heureux résultats dont nos cures sont généralement récompensées sont, pour une grande part, attribuables à la précision avec laquelle les malades sont examinés.

Notre clinique est particulièrement bien pourvue d'instruments et d'appareils d'investigation de toutes sortes pour l'acuité de la vue, directe et indirecte, la perception des couleurs, la réfraction, les mouvements des yeux, etc., etc. Mais plus que tous les instruments valent l'aptitude et la conscience de l'examinateur. Nos assistants, M. le Dr Gygax, chef de clinique, ainsi que M. Dreyer-Dufer, méritent en cette matière, comme d'ailleurs en toute chose, nos éloges les plus vifs. Bien des malades auraient été inutilement drogués, leur affection se serait traînée en longueur pendant un temps infini si un examen approfondi n'avait pas révélé en même temps et la cause du mal et son remède.

Dans le traitement de nos malades, en effet, nos assistants ont mis les mêmes soins consciencieux que dans le diagnostic.

Nous ne saurions, en particulier, jamais remercier suffisamment M. Gygax qui, en sa qualité de chef de clinique, demeure au milieu de nos malades internes, du dévouement à toute épreuve dont il ne s'est pas départi un seul instant, quoique la conduite de certains de nos hôtes n'ait pas toujours facilité sa tâche.

Ces derniers font d'ailleurs l'exception et nous sommes heureux de reconnaître que le public parisien est vraiment d'un caractère aussi doux qu'intelligent et que des preuves touchantes de gratitude nous ont bien souvent encouragés.

De même que les années précédentes, les mercredis et samedis ont été consacrés non seulement aux opérations, mais encore à des conférences et à des démonstrations cliniques. Ces cours, ouverts à tout le monde, ont été suivis par des étudiants en médecine et surtout par des confrères, désireux de perfectionner leurs connaissances dans la spécialité.

Nous avons ainsi eu l'honneur de recevoir des ophtalmologistes de toutes les parties du monde. Espérons que chacun d'entre eux aura emporté de notre modeste clinique privée, non seulement un bienveillant souvenir, mais aussi un petit grain de science qu'il fera fructifier chez lui.

Parmi les travaux scientifiques qui sont sortis de la clinique pendant le courant de l'année dernière nous citerons :

« Les champs de fixations monoculaires ; — Le champ de fixation binoculaire ; — La déviation secondaire et la fausse projection dans la paralysie des muscles oculaires », par le Dr Landolt (*Arch. d'Opht.*, n° 5, de 1893) ;

« Un nouveau couteau à discission », par le même (*Arch. d'Opht.*, n° 9, de 1893) ;

« Un tableau synoptique des mouvements des yeux et de leurs anomalies », par le même (édit. par Bataille).

Nous avons en outre imaginé un *ophtalmotrope*, instrument destiné à étudier et à démontrer les mouvements que le globe oculaire exécute sous l'influence de ses divers muscles ainsi que les phénomènes qui résultent de la paralysie de chacun d'eux. La description de cet appareil a paru dans le n° de décembre des *Arch. d'Opht.*, 1893.

M. Richard d'Abnour, notre intelligent secrétaire, nous a prêté un concours des plus précieux dans le dessin aussi bien que dans la construction de cet ophtalmotrope.

Nous lui exprimons ici nos sincères remerciements. Ceux-ci s'adressent également à Mme Pérat, la directrice de la clinique. Infatigable, patiente, dévouée, bienveillante, elle sait aussi bien rassurer les petits qui redoutent quelquefois tant l'examen du médecin, que gagner le respect des grands; elle dirige les rouages compliqués de la maison de santé avec une rare habileté.

Après avoir montré l'état de la Caisse de secours et les bienfaits que l'œuvre a pu faire aux malheureux qui se présentaient chez nous, mettons en lumière quelques cas particulièrement intéressants, qui ont passé entre nos mains durant l'année qui vient de s'écouler.

Le nommé D., employé à l'abattoir, était occupé à

découper un quartier de bœuf, lorsqu'un petit frag-
ment d'os pénétra dans son œil droit et y détermina
une légère égratignure de la muqueuse palpébrale.
Cette blessure qui n'était que superficielle et n'inté-
ressait en rien le globe oculaire s'envenima immédiate-
ment, à tel point que, lorsque le malade vint nous voir
le jour même de l'accident, les paupières étaient fortement tuméfiées, la conjonctive gonflée, et il existait
une abondante sécrétion de liquide purulent. Cette
infection foudroyante s'expliquait par le fait que
l'animal abattu était atteint de la fièvre aphteuse, vul-
gairement appelée cocotte, qui amène une suppuration
de la moelle des os. Nous avons pu par nous-même
nous rendre compte de cette affection chez l'animal,
car le blessé nous apporta des débris d'os, présentant
des signes manifestes de suppuration, et la langue du
même animal dont la face postérieure offrait des vési-
cules caractéristiques.

Reconnaissant le danger dont l'œil était menacé,
nous reçûmes le malade au dortoir, où il fut soumis à
des pansements antiseptiques répétés. Malgré les soins
assidus auxquels le malade se soumettait bien docile-
ment et malgré son excellent état de santé générale, la
cornée transparente ne tarda pas à s'infiltrer, l'inflam-
mation gagna l'intérieur de l'œil qui paraissait absolu-
ment perdu. Néanmoins deux cautérisations énergiques
au galvanocautère finirent par triompher de l'infection.
Le processus inflammatoire s'arrêta, l'ulcère se cicatrisa

et le malade qui, dans la période aiguë de l'affection, ne pouvait même plus compter les doigts qu'on lui présentait, regagna peu à peu une vue égale au tiers de la normale, grâce à une pupille artificielle que nous pratiquâmes dans la suite.

Parmi les opérations, nous citerons 3 cas curieux de *blépharoplastie*. Le premier concerne une jeune fille de seize ans, victime de l'explosion d'un siphon, dont les éclats lui coupèrent les paupières de l'œil gauche de la façon la plus terrible. La malheureuse enfant n'avait pas trouvé les soins chirurgicaux voulus et la cicatrisation avait amené une rétraction telle des paupières, que ni la supérieure, fixée au sourcil, ni l'inférieure, abaissée et rétractée vers la tempe, n'arrivaient à couvrir et à protéger l'œil.

Nous pratiquâmes, avant tout, l'excision des cicatrices de façon à permettre aux paupières de reprendre leur position primitive. Pour les empêcher de se rétracter de nouveau, nous avons cousu temporairement les deux paupières ensemble. Il restait donc deux surfaces qu'il fallait couvrir de peau. Pour réparer ces pertes de substance, nous avons détaché deux lambeaux, l'un au niveau de la partie antérieure de la tempe pour la paupière supérieure, l'autre au-dessus de l'os malaire pour la paupière inférieure. Chacun de ces deux lambeaux fut amené vers la ligne médiane et fixé, au moyen de quelques sutures, à un lambeau plus court, correspondant au moignon nasal des deux paupières et rendu mobile par dissection. Les paupières étaient ainsi refaites et le but de l'opération était atteint. La jeune fille s'est présentée à la clinique encore dernièrement parfaitement guérie.

Chez la seconde malade, âgée de vingt ans, une carie dentaire avait produit un abcès qui s'était ouvert quelques années auparavant au-dessous de l'œil gauche.

Peu après s'était produite une cicatrice qui attirait fortement en bas la paupière inférieure et empêchait ainsi les deux paupières de se rejoindre. La jeune personne était par ce fait non seulement défigurée, mais encore menacée de perdre son œil toujours exposé à l'air libre.

Le 18 octobre, nous sectionnâmes la bride cicatricielle qui rattachait la paupière à l'os et, comme dans la précédente observation, nous fîmes l'excision de tout le tissu cicatriciel. Il restait alors au-dessous du rebord ciliaire de la paupière inférieure, une surface à vif, large environ d'un doigt, qu'il fallait recouvrir de peau. Pour cela, au niveau d'un endroit où les téguments sont assez mobiles sur la joue, nous avons taillé presque verticalement une bande de peau d'une largeur et d'une longueur sensiblement supérieures à cette surface, la laissant rattachée par son extrémité supérieure vers l'angle externe de l'œil. Après avoir fait tourner le lambeau autour de cette partie adhérente, nous l'avons cousu sur l'endroit à vif de la paupière inférieure. Il restait alors à recouvrir la surface où nous avions détaché le lambeau, mais comme la peau est très mobile dans cette région, nous n'avions qu'à la disséquer sur une certaine étendue, pour pouvoir joindre les deux bords de la plaie et les suturer ensemble.

Les plaies se sont guéries en quelques jours et un mois après l'opération la malade fermait ses paupières et toute trace de la cicatrice vicieuse avait disparu. Seul subsistait un certain gonflement de la paupière inférieure refaite, que le temps et quelques séances de massage feront disparaître.

Si, dans l'observation que nous allons citer maintenant, la troisième, l'esthétique n'importait pas autant que dans les deux précédentes, il était pourtant indispensable de protéger l'œil contre les corps étrangers venus de l'extérieur.

La malade dont nous voulons parler, une brave vieille de soixante-dix ans, venue avec la recommandation de M. le comte L. de Ségur, était atteinte d'une tumeur cancéreuse intéressant la plus grande partie de la paupière inférieure droite.

L'extirpation de la tumeur fut pratiquée, amenant nécessairement avec elle l'ablation de la presque totalité de la paupière. Pour protéger l'œil, nous étions donc obligés de refaire une paupière à notre malade ; voici comment nous nous y somme pris :

D'abord, fidèle au principe que nous avons exposé il .y a bien des années déjà dans une publication sur les opérations plastiques des paupières, nous avons cherché à conserver de cet organe important tout ce qu'il était possible. C'est ainsi que nous avons pu sauver une partie au moins de la muqueuse de la paupière; nous l'avons minée jusque sous le globe de l'œil, tout en la retenant au moyen de quelques fils. Le lambeau de peau destiné à faire le corps de la paupière fut taillé en arc descendant vers la tempe, puis monté et glissé vers le nez où il rejoignait le moignon de la paupière enlevée, rendue mobile par la dissection du tissu sous-jacent. Les deux lambeaux furent ainsi aisément réunis par quelques sutures et la paupière ainsi constituée.

Mais, sans la précaution que nous avions prise relativement à la conservation de la muqueuse, nous aurions eu une surface à vif vers le globe, surface qui, par sa rétraction cicatricielle, aurait fait échouer en partie au moins l'effet de l'opération. La conjonctive que nous avions tenue par des fils et sur laquelle avait glissé le lambeau nous sauva de ce désastre. En l'attachant par quelques sutures au bord supérieur du lambeau cutané, nous doublâmes ce dernier de muqueuse qui protège en même temps l'œil contre les frottements d'une surface cicatricielle et complète ainsi heureusement notre nouvelle paupière. Au bout de douze jours, la malade put sortir guérie de la clinique.

Terminons ce compte rendu par quelques règles d'hygiène oculaire, ce sera en même temps une réponse aux questions qu'on nous pose si fréquemment, concernant l'*éclairage pendant le travail* :

La lumière doit tomber sur l'objet que nous regardons et non dans nos yeux. Si donc vous lisez, tournez le dos à la lumière qui vous éclaire et n'ayez devant vous ni lumière, ni glace qui reflète celle qui est derrière vous.

Si vous écriviez, cette position serait impropre, car votre tête et votre corps porteraient ombre sur le papier. Placez alors le bureau de façon que la lumière vienne de gauche (pas de droite à cause de l'ombre de votre main) et, si cela est possible, d'en haut. Si vous êtes obligé de travailler à une table en face d'une fenêtre, vous remarquerez bien que la lumière qui tombe en partie dans vos yeux vous fatigue plus ou moins. Aussi, si vous avez des yeux délicats, garantissez-les, dans ce cas, au moyen d'un écran que vous appliquez au front. On n'a qu'à tenir un instant la main au-dessus du sourcil pour se rendre compte du soulagement qui résulte de l'exclusion de cette lumière superflue.

En fait de *source lumineuse*, de beaucoup, la meilleure est la lumière du jour ; aussi sauverait-on bien des yeux si l'on commençait et finissait son travail avec le *soleil*.

Après la lumière solaire, nous donnerons la préférence à la *lumière électrique*. Il faut seulement qu'elle ne soit pas trop intense et surtout qu'elle ne frappe point l'œil, mais seulement les objets dont on s'occupe.

Le peu de discernement avec lequel cette admirable lumière est encore disposée actuellement la plupart du temps, est une des causes qui la rendent si peu populaire.

Le *gaz*, le *pétrole* et l'*huile* ont l'inconvénient de consumer en brûlant une grande partie de l'oxygène dont nous n'avons que trop besoin nous-même. Par la haute température de leur flamme, elles amènent en outre une congestion de la tête qui devient aussi préjudiciable aux yeux. Enfin, la couleur de cette lumière artificielle, si différente de la lumière solaire pour laquelle nos yeux ont été créés, devient souvent une autre cause de fatigue pour ceux-ci. C'est encore un inconvénient que la lumière électrique n'a pas nécessairement; on peut la blanchir par des globes teintés avec la couleur complémentaire de la sienne. Le peu d'intensité des autres lumières artificielles rend à peu près inapplicable ce moyen de neutraliser leur couleur. A défaut du soleil et de la lumière électrique, nous donnons la préférence à une lampe à huile, mais il importe qu'elle brûle bien régulièrement et donne une lumière intense; celle-ci sera cachée bien entendu au moyen d'un abat-jour opaque. La surface intérieure blanche de celui-ci renverra la lumière uniquement vers le papier de l'écrivain ou du dessinateur. Pour la lecture, un abat-jour à bascule est très utile, attendu qu'il permet de placer la lampe -en arrière de la tête du lecteur et d'éclairer bien le livre.

Dons reçus en 1891-92.

Mme	Arthur Achard	10
	Anonyme	10
	Anonyme	300
M.	J. Bardac	500
Mme	A. Chauvet	40
Mme	Dunlap	31
M.	Friesé	20
Mme	Grand d'Hauteville	350
Mme	Lantz	10
Mme	Élie Léon	100
M.	Mitsopoulos	80
Mme	Naville-Todd	50
M.	P. Naville	500
M.	Bobin	20
M.	J.-C. Rogers	100
M.	le Cte L. de Ségur	100
M.	Ed. Seligmann	30
Mme	J. Siegfried	60
M.	Steward	100
M.	G. Trèves	10
		2421

Dons reçus en 1892-1893.

Anonyme	25
Anonyme	50
Mme Noel Bardac	60
Mme S. Bardac	10
Mlle L. Berger	20
M. Brouardel	100
Mme A. Chauvet	10
Mme C. Dumas	10
Mme Fuld	20
M. Léopold Goldschmit	100
Mme Ingelbach	20
M. Daniel Kœchlin	100
M. Lardy	100
M. Mitsopoulos	30
Mme Morpurgo	20
Mme Poynter	100
Mme Robb	100
M. Jacob Rogers	100
Mme Segond	40
Cte L. de Ségur	65
Mme W. Strauss	10
Mme Steward	200
Mme la Duchesse de Valence	20
	1310

COMITÉ

Mme Colette Dumas, *présidente*,

Mme Landolt, *vice-présidente*,

Mme Eugène Naville, *secrétaire*,

Mme Pyrame Naville, *trésorière*.

Mme Noel Bardac.	Mme Grand d'Hauteville.
Mme Sigismond Bardac.	Mme Léon Oulmont.
Mme Alphonse Chauvet.	Mme Jules Siegfried.
Mme Decoppet.	Mme la Marquise de Sers.
Mme la Ctesse Hallez-Cla-	Mme Serre.
parède.	Mme Vianelli.

Membres adhérents.

S. A. I. la Princesse Mathilde.

Mme Ed. Achard.	Mme Paul Calmann Lévy.
M. Amson.	Mme la B^{onne} de Carayon-
M. G. Auboyneau.	Latour.
Mme F. Auboyneau.	M. Chatoney.
M. Audéoud.	Mme A. Chenevière.
Mme Audion.	M. Edmond Cottinet.
Mme Léon Berger.	Mme Cramer.
Mlle Lydie Berger.	Mme Déjerine.
M. Félix Bernard.	M. et Mme Dhombres.
Mme la Ctesse Bévilacqua-	M. Dubreuil.
Lazise.	M. Alexandre Dumas.
M. Bobin.	Mme Alexandre Dumas.
Maison du Bon Marché.	Mme Durand.
Mme P. Bouteiller.	Mme Eberhardt.
M. Brigiotti.	Mme Escalier.

Mme d'Espine.
Mme Flahaut.
M. Fauré.
Mlle Foulon.
Mme Fournier.
Mlle Fournier.
M. Friesé.
Mme Fuld.
Mme Gastambide.
M. de Gheest.
Mme R. Gosselin.
Mme Gougis.
Mme Hammano.
Mme Harouel-Garcia.
M. Ed. Joubert.
M. D. Kœchlin.
Mme Rodolphe Kœchlin.
Mme Kurtz.
Mme Lachaise.
Mme Lardy.
Mme Lebourgeois.
Mme Ledoux.
Mme Élie Léon.
Mme Lesslin.
Mme Liger.
M. Luminais.
Mme Henri Mallet.
Mme Georges Mandrot.
Mme de Meuron.

M. Mitsopoulos.
Mme Aug. de Morsier.
Mme Naville-Todd.
Bne Oberkampf.
Mme Louis Ochs.
Mme Charles Oulmont.
Mme J.-E. Park.
Mme Pasteur.
Mme Patry.
M. Eug. Petit.
Mme A. Picot.
Mme Poynter.
M. Protais.
Mme A. Puaux.
Mme P. Puaux.
Mme Regnier.
Mme John Roux.
Mme Rowcliffe.
M. le B. Roze.
M. de Sarty.
Mme Scherer.
Mme Secretan.
Mme E. Strauss.
Mme W. Strauss.
M. P. Tourgueneff.
Mme Valentin.
Mme Van Hagendoren.
Mme H. Worms.